前　言

养生保健是指在中医药理论指导下，通过各种调摄保养的方法，增强人的体质，提高人体正气对外界环境的适应能力和抗病能力，使机体的生命活动处于阴阳和谐、身心健康的最佳状态。

《中医养生保健技术操作规范》（以下简称《规范》）是我国用于指导和规范传统中医养生保健技术操作的规范性文件。编写和颁布本《规范》的目的在于为目前众多的保健医师与保健技师提供技术操作规程，使日趋盛行的中医养生保健技术操作更加规范化、更具安全性，从而使之更好地为广大民众的健康服务。

《规范》是国家中医药管理局医政司立项的养生保健规范项目之一，于2008年12月正式立项。2009年1月，中华中医药学会亚健康分会在北京成立《中医养生保健技术操作规范》编写委员会，组成如下：名誉主任马建中，主任委员许志仁，副主任委员桑滨生、李俊德、曹正逵、孙涛；总审定张伯礼，总主编孙涛，副总主编朱嵘、刘平、樊新荣，编委（按姓氏笔画排序）马建中、孙德仁、孙建华、孙涛、朱嵘、许志仁、李俊德、刘平、张伯礼、张维波、忻玮、杨晓航、庞军、贺新怀、桑滨生、徐陆周、曹正逵、彭锦、雷龙鸣、樊新荣。编写委员会设计论证了《规范》整体框架，首先组织编撰《膏方》部分作为样稿，并对编写体例、内容、时间安排和编写过程中可能出现的问题进行了讨论。2009年4月，《膏方》初稿完成并提请邓铁涛、余瀛鳌、颜德馨等著名中医专家审定。2009年5月，中和亚健康服务中心组织召开《规范》编撰论证会，同时对编写内容进行了分工并提出具体要求。《规范》由中医养生保健技术领域权威专家编写。每一具体技术规范以权威专家为核心形成编写团队，并广泛听取相关学科专家意见，集体讨论后确定。2009年8月，召开《规范》编撰截稿会议，编写委员会就编写过程中存在的一些专业问题进行了沟通交流，广泛听取了相关学科专家意见，为进一步的修订工作奠定了良好的基础。2009年12月，《规范》8个部分的初稿编写工作完成，以书面形式呈请国家中医药管理局"治未病"工作咨询组专家王永炎、王琦、郑守曾、张其成等审阅。2010年1~4月，听取标准化专家就中医养生保健技术标准化工作的建议，讨论了初稿编写过程中存在的问题和解决的措施。2010年5~8月，经过多次沟通交流，编写委员会根据标准化专家意见，反复修改完善了编写内容和体例，之后将有关内容再次送请标准化专家审订。2010年9月，初稿修订完成并在北京召开了审订工作会议。根据审订工作会议精神，结合修订的参考样本，参编专家对《规范》进行了认真修改并形成送审稿。之后，编写委员会在综合专家建议的基础上对部分内容进行了进一步讨论和修改，并最后定稿。

《中医养生保健技术操作规范》包括以下8个分册：

《中医养生保健技术操作规范·脊柱推拿》

《中医养生保健技术操作规范·全身推拿》

《中医养生保健技术操作规范·少儿推拿》

《中医养生保健技术操作规范·膏方》

《中医养生保健技术操作规范·砭术》

《中医养生保健技术操作规范·艾灸》

《中医养生保健技术操作规范·药酒》

《中医养生保健技术操作规范·穴位贴敷》

本《规范》依据 GB/T 1.1-2009《标准化工作导则 第 1 部分：标准的结构和编写》编制。

本《规范》由中华中医药学会提出并发布。

本《规范》由中华中医药学会亚健康分会归口。

《规范》审定组成员：许志仁、桑滨生、李俊德、王琦、沈同、孟庆云、郑守曾、徐荣谦、刘红旭、刘平。

王永炎、邓铁涛、颜德馨、余瀛鳌、张其成等专家对《规范》进行了审订并提出许多宝贵意见，在此一并表示感谢。

引　言

　　少儿推拿是指在少儿体表的特定穴位或部位施行独特推拿手法的一种养生保健方法，是中医推拿疗法的重要组成部分，是在中医推拿学和中医儿科学的基础上形成和发展起来的，是运用相应手法在相应部位作功，通过信息传递，改善少儿机体的内能和环境，调节各脏腑器官的生理功能，达到提高免疫力、增强抗病能力，保健身体及防治少儿亚健康的目的。少儿推拿具有如下特点：①以传统医学理论为基础，突出脏腑经络理论在临证预防保健中的应用。②吸收现代科学知识，产生具有时代意义的少儿推拿疗法。③手法独特，疗效显著。④穴位独特，除经络腧穴和经验穴外，还有特定穴。⑤适应证广泛，但是也有相对严格的禁忌证。⑥辨病施法，辨证调治。⑦易学、易掌握、易推广，安全、方便、有效、价廉。

　　本《规范》的编写和发布，对于规范少儿推拿的概念及其操作有着重要的指导意义，适于广大少儿推拿保健从业人员使用。

　　本分册主要起草单位：山西运城中医少儿推拿学校。

　　本分册主要起草人：孙德仁、王建红、刘震寰、廖品东。

少儿推拿

1 范围

本《规范》规定了少儿推拿的术语和定义、指导原则、准备工作、操作方法、禁忌证、施术过程中可能出现的不良反应及处理措施。

本《规范》适用于对各级各类医院及保健机构少儿推拿临床操作进行规范管理，指导相关医师及保健人员正确进行少儿推拿操作。

2 术语和定义

下列术语和定义适用于本《规范》。

少儿推拿 massage for children

它是在中医儿科学和中医推拿学的基础上形成和发展起来的，具有独特理论体系的，在少儿体表的特定腧穴或部位施行独特推拿手法的一种操作方法，亦称少年儿童按摩。

3 指导原则

3.1 少儿推拿主要用于少儿常见亚健康症状的调治，如体质虚弱、易疲劳、易感冒、厌食、挑食、食积、口臭、记忆力较差、上课注意力不集中、学习困难、口吃、语言发育迟缓、反应迟钝、易受惊吓、夜眠不安、睡中惊惕等。此外，对于儿科常见病，如腹泻、呕吐、感冒、发热、头痛、遗尿等，也有预防和治疗作用。

3.2 实施少儿推拿前要全面了解少儿的整体状态，明确诊断，做到手法个体化，有针对性；准备好施术时所需要的器具和用品，如推拿介质、辅助调理器具等；指导少儿采取合适的体位，充分加强与少儿之间的沟通和交流，使其解除不必要的思想顾虑和恐惧。

3.3 少儿推拿过程中，施术者要全神贯注，手法操作要轻巧柔和，平稳着实，持久均匀，渗透有力，同时要注意少儿的解剖、生理、病理特点，认真观察少儿的反应情况，必要时适当调整手法。

3.4 推拿后，要慎避风寒，忌食生冷。

4 准备工作

4.1 施术部位选择

实施少儿推拿前，首先要使少儿全身放松，充分暴露拟推拿的穴位或部位，保持皮肤清洁干燥，避免在破损、溃疡以及化脓性皮肤病等部位操作。

4.2 体位选择

4.2.1 少儿体位选择

体位选择应以少儿舒适、施术者方便，有利于手法操作为原则。常用体位有：端坐位、仰卧位、俯卧位等。

4.2.2 施术者体位选择

施术者可选坐位和站立位，以前者更为常用。

4.3 介质选择

4.3.1 草本精油系列介质有舒筋通络之功，适用于少儿各种亚健康状态。

4.3.2 滑石粉、爽身粉有润滑皮肤、防损止痒之功，适用于各种亚健康状态。

4.3.3 薄荷冰有润滑皮肤、辛凉解表、清热除烦止渴之功，多用于夏季，适用于有热象的症状，如手足心热、小便黄、烦躁不安等。

4.3.4 麻油有润滑皮肤、健脾润燥之功，适用于脾胃虚弱，厌食、便秘等。

4.3.5 葱、姜水、雷丸油有润滑皮肤、辛温发散之功，多用于冬春季节，适用于寒性症状，尤其是风寒表证。

5 操作方法

5.1 强肺卫、增体质推拿

5.1.1 体位

施术者端坐；根据选穴不同，受术者分别采用坐位、仰卧位和俯卧位。

5.1.2 操作方法

——开天门 施术者以双手拇指螺纹面着力，自少儿眉心直推至前发际48次

——分推坎宫 施术者以拇指螺纹面着力，自少儿眉心向眉梢分推48次

——揉太阳 施术者以拇指或中指端着力，揉少儿两侧眉梢后凹陷处2分钟

——揉迎香 施术者以食、中二指指端着力，揉少儿鼻翼外缘，鼻唇沟凹陷中2分钟

——拿风池 施术者以拇指与中指对称用力，提拿乳突后方、项后枕骨下大筋外侧凹陷中24次

——拿肩井 施术者以拇指与食、中二指对称用力，提拿大椎与肩髃穴连线之中点8次

——分推手阴阳 施术者以两手拇指自少儿掌后横纹中间（总筋）向两旁分推120次

——补肺经 施术者以拇指螺纹面着力，自少儿无名指指尖向指根方向推360次

——揉板门 施术者以拇指端或中指端着力，揉少儿手掌大鱼际最高点3分钟

——捏脊 施术者以拇指螺纹面与食指桡侧面相对用力，从尾椎骨端捏至大椎穴7遍，并在肺俞、肾俞、脾俞、胃俞处重提

5.1.3 操作时间

每次30分钟左右。

5.1.4 适应证

体质虚弱、易疲劳、易感冒、头痛、反复咳喘等。

5.2 健脾胃、增食欲推拿

5.2.1 体位

施术者端坐；根据选穴不同，受术者分别采用坐位、仰卧位和俯卧位。

5.2.2 操作方法

——补脾经 施术者以左手握住少儿之手，同时以拇、食二指捏少儿拇指，使之微屈，再以右手拇指自少儿拇指尖推向指根480次

——揉板门 见5.1.2

——逆运内八卦 施术者以拇指螺纹面着力，以少儿掌心为圆心，以掌心至中指根横纹的2/3为半径，从小拇指向大拇指方向做运法3分钟

——掐揉推四横纹 施术者以拇指甲掐少儿掌面食指、中指、无名指、小指第一指间关节横纹处5遍，然后以拇指螺纹面着力，揉推此处48次

——揉中脘 施术者以拇指、食指、中指的螺纹面或大鱼际着力，揉少儿肚脐正中直上4寸处3分钟

——揉脐 施术者以拇指或中指螺纹面着力，揉少儿肚脐3分钟

——摩腹 施术者以手掌面或食指、中指、无名指、小指螺纹面着力，顺时针方向摩少儿小腹部3分钟

——按揉足三里 施术者以双手拇指端着力，按揉少儿下肢外膝眼下3寸，胫骨旁1寸处2分钟

——揉脾俞 施术者以拇指螺纹面着力，揉少儿背部第十一胸椎与第十二胸椎棘突间旁开1.5寸处2分钟

——捏脊 见5.1.2

2

5.2.3 操作时间

每次 30 分钟左右。

5.2.4 适应证

厌食、挑食、食积、消化不良导致的腹泻、腹胀、口臭等。

5.3 补肾益智推拿

5.3.1 体位

施术者端坐；根据选穴不同，受术者分别采用坐位、仰卧位和俯卧位。

5.3.2 操作方法

——补肾经 施术者以拇指螺纹面或桡侧面着力，自少儿小指指尖向指根方向直推 480 次

——揉二马 施术者以拇指或中指端着力，揉少儿手背无名指及小指掌指关节后凹陷 3 分钟

——摩囟门 施术者以手掌面或食指、中指、无名指、小指螺纹面着力，摩少儿前发际上 2 寸囟门处 3 分钟

——揉中脘 见 5.2.2

——揉丹田 施术者以拇指或中指螺纹面着力，揉少儿小腹部脐下 2 寸处 3 分钟

——按揉三阴交 施术者以拇指螺纹面着力，揉少儿内踝上 3 寸、胫骨后缘凹陷中 2 分钟

——揉涌泉 施术者以拇指螺纹面着力，推揉少儿足掌前 1/3 与后 2/3 交界处 3 分钟

——揉肾俞 施术者以拇指螺纹面着力，揉少儿背部第二腰椎与第三腰椎棘突间旁开 1.5 寸处 2 分钟

——擦腰骶部 施术者以小鱼际着力，在少儿腰骶部作擦法，以热为度

——捏脊 见 5.1.2

5.3.3 操作时间

每次 30 分钟左右。

5.3.4 适应证：少儿早期智力开发、记忆力较差、上课注意力不集中、学习困难、口吃、语言发育迟缓、反应迟钝等。

5.4 养心安神推拿

5.4.1 体位

施术者端坐；根据选穴不同，受术者分别采用坐位、仰卧位和俯卧位。

5.4.2 操作方法

——补脾经 见 5.2.2

——补肾经 见 5.3.2

——捣揉小天心 施术者以中指端着力，捣少儿手掌面大小鱼际交界凹陷处 9 次，然后再揉 3 分钟

——清肝经 施术者以拇指桡侧面着力，自少儿食指掌面指根直推至指尖 360 次

——清天河水 施术者以拇指螺纹面或桡侧面着力，在少儿前臂掌侧正中从腕横纹直推至肘横纹 240 次

——掐揉五指节 施术者以拇指螺纹面着力，揉少儿掌背五指中节（第一指间关节）横纹处 1～3 分钟，然后再依次掐 5 遍

——揉内劳宫 施术者以拇指螺纹面着力，自少儿小指指根推运至掌心 2 分钟

——摩囟门 见 5.3.2

5.4.3 操作时间

每次 20 分钟左右。

5.4.4 适应证

先天不足，神气怯弱、易受惊吓，夜眠不安、睡中惊惕等。

5.5 养生保健推拿

5.5.1 体位

施术者端坐；根据选穴不同，受术者分别采用仰卧位、俯卧位和端坐位。

5.5.2 操作方法

——开天门 见 5.1.2

——分推坎宫 见 5.1.2

——揉太阳 见 5.1.2

——拿风池 见 5.1.2

——补脾经 见 5.2.2

——补肾经 见 5.3.2

——揉板门 见 5.1.2

——逆运内八卦 见 5.2.2

——推三关 施术者以拇指螺纹面或食、中指螺纹面着力，自前臂桡侧腕横纹推向肘横纹 240 次

——推六腑 施术者以拇指螺纹面或食、中指螺纹面着力，自前臂尺侧肘横纹推向腕横纹 240 次

——分推腹阴阳 施术者以两拇指螺纹面从腹部正中线剑突下向两侧分推至脐，共操作 24 遍

——摩腹 见 5.2.2

——捏脊 见 5.1.2，在肝俞、心俞、脾俞、肺俞、肾俞、胃俞、大肠俞处重提

——擦腰骶部 见 5.3.2

——按揉足三里 见 5.2.2

——按揉三阴交 见 5.3.2

5.5.3 操作时间

每次 30 分钟左右。

5.5.4 适应证

0～14 岁的少儿健康调理。

6 禁忌

6.1 某些急性传染病（如猩红热、水痘、肝炎、肺结核等）。

6.2 各种恶性肿瘤的局部。

6.3 出血性疾病及正在出血和内出血的部位。

6.4 骨与关节结核和化脓性关节炎。

6.5 烧、烫伤和皮肤破损的局部、各种皮肤病患处。

6.6 骨折早期和截瘫初期。

6.7 极度虚弱的危重症患者，严重的心脏、肝肾疾病，诊断不明的疾病。

7 施术过程中可能出现的意外情况及处理措施

7.1 意外情况

实施少儿推拿过程中，可能出现皮肤破损、骨折等意外情况。

7.2 处理措施

7.2.1 若用力不当导致少儿皮肤破损，较轻者可局部涂红药水，并避免在破损处操作；较重者应做局部消毒处理，预防感染。

7.2.2 推拿过程中，少儿出现烦躁、恐惧、哭闹、极度不配合的情况下，应暂停推拿，耐心与少儿沟通和交流，取得少儿信任后方可继续实施推拿。同时，必要情况下可请相关专科处理。